DES

MANIFESTATIONS LARYNGÉES AIGUES

DU RHUMATISME

PAR

RAYMOND ARCHAMBAULT
Docteur en médecine de la Faculté de Paris.

PARIS
A. PARENT, IMPRIMEUR DE LA FACULTÉ DE MÉDECINE
A. DAVY, successeur,
52, RUE MADAME ET RUE CORNEILLE, 3

1886

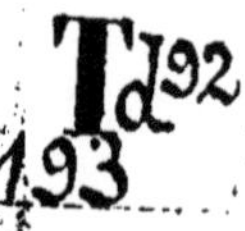

DES

MANIFESTATIONS LARYNGÉES AIGUES

DU RHUMATISME

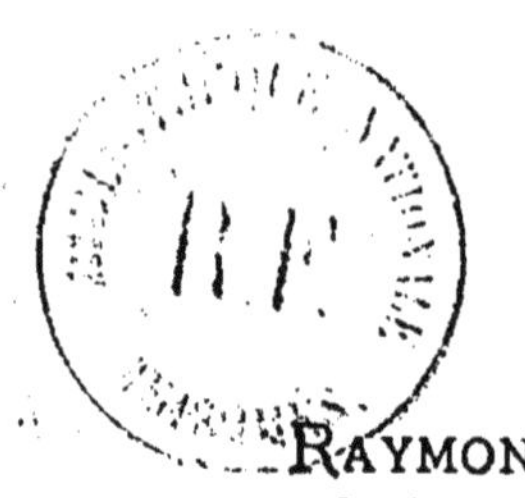

PAR

Raymond ARCHAMBAULT
Docteur en médecine de la Faculté de Paris.

PARIS
A. PARENT, IMPRIMEUR DE LA FACULTÉ DE MÉDECINE
A. DAVY, successeur,
52, rue Madame et rue Corneille, 3

1886

A LA MÉMOIRE DE MON PÈRE

LE DOCTEUR ARCHAMBAULT

Médecin de l'hôpital des Enfants-Malades,
Chevalier de la Légion d'honneur.

DES

MANIFESTATIONS LARYNGÉES AIGUES

DU RHUMATISME

INTRODUCTION.

Nous aurons surtout en vue dans notre travail les manifestations laryngées du rhumatisme aigu ; soit que celles-ci en constituent le seul phénomène, soit qu'elles surviennent au début ou dans le cours d'une attaque de rhumatisme.

L'étude des laryngites chroniques se rattachant de près ou de loin au rhumatisme nous entraînerait trop loin de notre sujet; nous nous bornerons simplement à signaler le rôle que souvent jouent les manifestations aiguës dont nous nous occuperons dans le développement des laryngites chroniques.

L'idée de ce travail nous a été fournie par notre excellent maître le Dr Raymond; c'est dans son service qu'il nous a été permis, grâce à l'ancienne amitié de son interne, M. Florand, de recueillir l'observation la plus intéressante et la plus originale de notre thèse, — qu'il nous soit permis de lui exprimer ici notre vive reconnaissance. Nous sommes heureux de profiter de l'occasion pour remercier tous nos maîtres des nombreuses marques d'intérêt et souvent d'affection, qu'ils n'ont cessé de nous prodiguer pendant tout le cours de nos études médicales.

Avant d'aborder notre sujet, nous témoignerons tous nos remerciements à M. le Professeur Proust pour l'honneur qu'il a bien voulu nous faire en acceptant la présidence de notre thèse.

HISTORIQUE ET DIVISION DU SUJET.

Les affections des voies respiratoires pouvant être attribuées au rhumatisme ont été fort peu étudiées et comme le fait observer avec beaucoup de raison M. Besnier dans son remarquable article du Dictionnaire encyclopédique, « leur degré de fréquence ne peut être représenté par des chiffres ; on peut affirmer seulement qu'elles sont moins rares qu'on ne semble généralement le supposer. Si quelques-unes d'entre elles sont superficielles, éphémères, de peu d'importance, il en est d'autres dont la gravité peut être extrême, et il y aurait lieu d'en reprendre l'étude à un point de vue général, sous le rapport clinique particulièrement. » Ce que M. Besnier disait des localisations du rhumatisme sur l'appareil respiratoire tout entier reste, par-dessus tout, applicable aux manifestations laryngées du rhumatisme aigu. On a en effet beaucoup étudié dans ces dernières années les affections pleuro-pulmonaires pouvant se rattacher au rhumatisme, mais en laissant de côté tout ce qui avait trait au larynx. Cependant cet organe, par suite de sa situation entre le pharynx et les bronches qui peuvent simultanément ou séparément s'enflammer dans le cours d'un rhumatisme articulaire aigu, n'est pas à l'abri des mêmes influences diathésiques.

Chomel avait déjà attiré l'attention sur les aphonies qui surviennent parfois dans le cours du rhumatisme, sans citer cependant à cet égard aucun fait positif ni démonstratif. Depuis cette époque, les auteurs qui se sont occupés du rhumatisme ont, tour à tour, admis la possibilité des manifestations laryngées ; mais tous sont restés assez obscurs à ce sujet, notant le fait simplement, sans insister. Il faut arriver à la thèse de Emery-Desbrousses (thèse Strasbourg, 1861) pour trouver la première observation clinique recueillie dans le service du professeur Schutzenberger.

Signalons encore quelques observations isolées de Libermann, Fauvel, Coupard, Joal, les mentions faites des laryngites aiguës rhumatismales dans les dictionnaires de Dechambre et de M. le professeur Jaccoud, et nous aurons mentionné, d'une façon à peu près complète, les rares travaux ayant trait aux faits dont nous allons faire l'étude.

Le larynx peut être le siège d'une congestion phlegmasique due directement au refroidissement, ou réalisant une localisation véritablement rhumatismale affectant la muqueuse, les muscles, les nerfs et même les articulations.

Nous aurons donc à passer en revue successivement les localisations du rhumatisme aigu sur le larynx, suivant qu'il porte ses effets sur chacune des parties constituant cet organe.

Nous aurons surtout en vue les fluxions proprement dites de la muqueuse laryngée d'ordre rhumatismal, et c'est à celle-ci que nous consacrerons la première partie de notre travail.

Dans une seconde partie nous passerons brièvement en revue les autres manifestations, accordant cependant une part prépondérante aux arthrites rhumatismales des articulations du larynx.

Enfin, nous terminerons en indiquant sommairement le traitement que l'on peut employer dans les divers cas.

FLUXIONS DE LA MUQUEUSE LARYNGÉE D'ORIGINE RHUMATISMALE.

Avant de faire l'étude des symptômes communs aux fluxions laryngées d'origine rhumatismale nous allons passer en revue les conditions dans lesquelles peuvent survenir ces accidents.

La laryngite aiguë peut, de même que la pharyngo-amygdalite aiguë, constituer à elle seule l'unique manifestation du rhumatisme chez un sujet prédisposé. Hâtons-nous d'ajouter cependant que la laryngite aiguë rhumatismale simple est des plus rares; le plus souvent elle est précédée ou accompagnée de gonflement, de rougeur de la gorge, et souvent même de la membrane pituitaire. Dans bien des cas aussi elle n'est que le prélude d'une laryngo-bronchite. Nous n'irons pas aussi loin que certains auteurs, et plus réservé, nous ne mettrons de semblables accidents sur le compte du rhumatisme que lorsque ceux-ci surviennent chez des gens antérieurement rhumatisants, ayant eu des manifestations articulaires.

Les trois observations qui suivent peuvent être rangées dans cette première catégorie de faits.

Observation I.

Laryngo bronchite à répétition chez un rhumatisant, apparition des accidents reconnaissant pour cause principale l'usage immodéré de la voix et l'action du froid. (Dr Joal. Extrait de la Revue de laryngologie, otologie et de rhinologie.)

X... est âgé de 33 ans. Forte constitution. Comme antécédents : père rhumatisant, mère nervoso-lymphatique, morte de congestion pulmonaire.

Tempérament arthritique; à l'âge de 15 ans, maux de tête fréquents, puis épistaxis; troubles cutanés paraissant ensuite, démangeaisons violentes sans la moindre éruption.

En 1871, douleurs rhumatismales dans l'articulation métacarpo-phalangienne des deux pouces; pendant près de trois ou quatre mois, gêne dans les mouvements.

En 1870, nouvelle crise de rhumatisme; pendant trois semaines, douleurs dans les muscles de la région postérieure du cou, avec fièvre, embarras gastrique.

Le plus ordinairement, douleurs vagues dans les membres et le dos lorsqu'on observe de brusques variations de température. Pityriasis du cuir chevelu et calvitie précoce, tendance à l'obésité.

Digestions parfois lentes et pénibles ; le plus souvent il y a du lumbago et les urines deviennent troubles, presque laiteuses ; elles sont épaisses et blanchâtres comme l'eau dans laquelle l'on vient de faire cuire des châtaignes ; mais il suffit de les faire chauffer pour leur voir reprendre la transparence qu'elles avaient au moment de l'émission. La chaleur fait dissoudre les urates et phosphates contenus en excès. Pas de trace de glycose ni d'albumine. Il est, du reste, seulement besoin de prendre des alcalins pour que au bout de deux ou trois jours les urines reviennent à leur état normal, en même temps que se régularisent les fonctions de l'estomac.

Avant la puberté, voix de soprano assez étendue ; au moment de la mue (1860) elle s'est transformée insensiblement en voix de baryton allant du *la* au *sol*. En 1877, après être resté plus de deux ans sans chanter, X..., en reprenant ses exercices vocaux, s'aperçoit que son organe laryngé a éprouvé de nouvelles modifications. Sa voix a perdu de son étendue ; il n'est pas possible de donner en bas le *la* et le *sol*, en haut le *sol* et le *fa dièze*. Ces notes n'ont pu être recouvrées depuis. Les cordres vocales examinées alors sont blanches et nacrées ; comme grosseur et longueur, elles se rapprochent plus du type du ténor que de celui du baryton.

Pas de changement dans le timbre de la voix et dans son intensité ; il y a cependant peut-être un peu moins de souplesse dans le jeu des organes vocaux.

Le larynx est en même temps devenu plus délicat, il se fatigue plus facilement. X... ne peut plus chanter aussi longtemps que par le passé, et dans le courant de l'hiver 1877 surviennent, pour la première fois, de légers enrouements de courte durée, auxquels il n'est pas pris garde et à propos desquels l'examen laryngoscopique n'a pas été fait.

En mars 1878, la voix est surmenée pendant une huitaine de jours ; X... chante beaucoup plus qu'il n'en a l'habitude, les morceaux qu'il étudie ne sont pas dans le registre de sa voix ; il s'agit d'une partie de ténor. Un certain soir, en sortant d'une répétition assez longue pendant laquelle il fallut constamment émettre des notes élevées, le sujet prend froid ; quelques quintes de toux sèche surviennent pendant la nuit ; le matin la voix est enrouée, les premiers sons émis sont graves et discordants, puis deviennent couverts et voilés.

Sensation de chaleur et de chatouillement au niveau du cartilage thyroïde ; elle provoque une toux sèche, venant quelquefois par quintes. Pas d'expectoration, pas de symptômes généraux ; le pouls est normal.

Le miroir laryngien montre la face postérieure de l'épiglotte, les replis aryténo-épiglotiques, sans aucune modification ; la muqueuse aryténoidienne est colorée, les bandes ventriculaires sont le siège d'une hyperhémie manifeste, la muqueuse est tuméfiée et injectée. On aperçoit des stries aux bords libres des cordes vocales inférieures qui n'ont plus leur blancheur éclatante.

Repos absolu de sa voix, inhalo-pulvérisation avec une solution légèrement astringente trois fois dans la journée.

Le lendemain, à notre grand étonnement, la muqueuse laryngée était rentrée dans les conditions normales, l'injection des bandes ventriculaires avait disparu, les cordes vocales étaient redevenues luisantes. Nous avions eu affaire à une simple congestion du larynx. Des phénomènes dus à l'inflammation auraient persisté plus longtemps.

Une quinzaine de jours après que se sont passés les faits dont nous venons de parler, X..., qui a repris ses exercices de chant sans remarquer aucun phénomène insolite du côté de la phonation, contracte un nouvel enrouement qui n'a pas une durée de vingt-quatre heures. Il y a en même temps sensation pénible au cou et un peu de toux. Le sujet a parlé longuement et à haute voix dans une discussion animée, il a fumé plus que d'habitude et enfin a pris froid quelques instant après en se mettant au lit. Comme X... se trouvait en voyage, le larynx n'a pu être examiné, mais il y a tout lieu de croire que les phénomènes éprouvés sont dus à une nouvelle poussée congestive. Les accidents ont cessé sans qu'on ait eu recours à aucune médication.

Pendant la fin de 1878 et pendant l'année 1879, les phénomènes conjestifs abandonnent le larynx ; pas la moindre altération de sa voix pendant près de deux ans ; la muqueuse laryngée se montre au laryngoscope dans un état d'intégrité complète. En revanche se manifeste de l'irritation limitée à la muqueuse bronchique avec toux nerveuse, sensation de plénitude dans la poitrine, point douloureux à la région sternale (août 1878) ; puis reparaissent, avec plus de fréquence et d'intensité, les douleurs articulaires et musculaires, crise subaiguë de torticolis qui dure trois semaines (février 1879).

Depuis ce moment jusqu'en janvier de l'année suivante, santé parfaite ; alors, après être resté la plus grande partie d'une journée les pieds dans l'eau par une température glaciale, le thermomètre marquant 6° au-dessous de zéro, X... contracte une laryngo-bronchite, enrouement prononcé, toux fréquente et quinteuse, expectoration abondante, râles dans la trachée et les grosses bronches ; la muqueuse laryngée était fortement colorée au niveau des aryténoïdes et des bandes ventriculaires ; l'épiglotte était le siège de petites vascularisations, les cordes vocales inférieures étaient franchement rosées ; tuméfaction marquée de la muqueuse, enflammée surtout vers les cordes vocales supérieures. Il fallut près d'un mois pour que le larynx reprît son aspect normal, pour que les ligaments thyro-aryténoïdiens inférieurs reparussent blancs et nacrés.

Cette laryngo-bronchite rendit de nouveau le larynx très susceptible à l'action du froid et des fatigues vocales, elle ramena la tendance de l'organe aux mouvements fluxionnaires. Pendant quelque temps, chaque fois que le malade chantait un peu trop, sa voix devenait éraillée ; il y avait de la chaleur au larynx, la muqueuse des bandes ventriculaires prenait une coloration vive, les cordes vocales inférieures devenaient légèrement striées sur les bords, et quelques heures de repos suffisaient pour faire disparaître ces symptômes.

La fluxion laryngée est très marquée le 17 mars et donne lieu à un léger degré d'aphonie ; le sujet chante dans l'après-midi, de deux à quatre heures, seulement deux morceaux, il n'y a donc pas de fatigue vocale proprement dite ; mais pendant ce temps X... prend froid, il a les pieds glacés ; vers sept heures du soir, enrouement, la voix se couvre, la muqueuse est assez gonflée et colorée, les cordes vocales inférieures sont tout à fait rosées vers leurs bords libres ; pendant la nuit, quintes de toux sans expectoration. Le lendemain à onze heures du matin, les phénomènes se sont amendés; il y a encore de la rougeur sur la muqueuse; le soir, à huit heures, les rubans vocaux sont dans leurs conditions normales, la voix n'est plus enrouée.

En février 1881, le malade, remarquant que ses douleurs rhumatismales redeviennent fréquentes et plus fortes, veut arrêter le mal en ayant recours aux sudations; il se rend dans un hammam de Paris et fait une longue séance dans une étuve chauffée avec de la vapeur sèche; transpiration abondante, un peu de toux avec sensation de raclement de la gorge, pendant le séjour dans l'étuve. Le sujet est certain de ne pas avoir pris froid en sortant du bain de vapeur; il a très peu parlé, il ne faut pas faire intervenir la fatigue du larynx, et cependant une fluxion laryngée assez intense se produit.

L'hyperhémie laryngée est cette fois constatée par le Dr Coupard; la durée des phénomènes congestifs ne dépasse pas vingt-quatre heures.

Quelques jours après, X... retourne au hammam, son larynx ayant été préalablement examiné et ayant paru dans les conditions normales. Séance d'une heure dans la vapeur sèche. Les plus grandes précautions sont prises à la sortie de l'étuve afin d'éviter tout refroidissement.

La fluxion laryngée paraît bien, mais le mouvement congestif est cependant moins prononcé que le précédent; il ne dure pas plus de douze heures.

Nous devons noter qu'en dehors de ces deux circonstances, le malade a toujours pu prendre des bains de vapeur sèche sans éprouver le moindre trouble laryngé.

Depuis cette époque X... n'a plus eu de poussées congestives au larynx; les mouvements fluxionnaires se sont portés sur la muqueuse nasale; pendant quelque temps il y eut des congestions simples de la membrane pituitaire, puis survinrent de vrais coryzas; l'inflammation restait d'abord limitée aux fosses nasales; mais, dans les dernières atteintes, la rhinite fut suivie de laryngite et de bronchite.

Observation II.

Pleurodynie. — Pharyngo-laryngite rhumatismale aiguë chez un individu de 28 ans. (Observation due à l'obligeance du Dr Coupard.)

M. X..., 28 ans, étudiant en médecine, ayant eu antérieurement des accidents rhumatismaux, me fait appeler pour examiner son larynx dont il souffre beaucoup depuis la veille. Il a contracté, il y a quatre ou cinq jours, une pleurodynie qui gêne considérablement sa respiration.

Il est au lit, avec une température axillaire de 38°,5, et, au moment de ma visite, est couvert de sueur. — Transpiration abondante.

La déglutition est très difficile, il éprouve un sentiment de constriction au niveau du larynx avec sensation de corps étranger. Sa voix est presque éteinte, il se fait comprendre par gestes pour éviter la douleur qu'il éprouve en essayant de parler.

La muqueuse pharyngienne est rouge, recouverte de mucosités visqueuses.

L'examen laryngoscopique présente quelque difficulté; le malade supporte difficilement le miroir. L'épiglotte est tuméfiée, gonflée, la muqueuse est très rouge, les ligaments aryténo-épiglottiques sont aussi très congestionnés ainsi que la muqueuse interaryténoïdienne qui, par un peu de boursouflement, semble de prime-abord empêcher le rapprochement complet des cordes. L'examen renouvelé à plusieurs reprises permet de constater que les cartilages aryténoïdes sont presque immobiles en adduction incomplète. Les cordes vocales supérieures sont rouges, tuméfiées, cachent une partie des cordes inférieures dont on aperçoit seulement le bord libre très congestionné. — La secrétion qui recouvre une partie de la muqueuse est visqueuse.

La brusque apparition de ces symptômes après un refroidissement très intense ayant déterminé de la pleurodynie chez un rhumatisant avéré nous fit porter le diagnostic de laryngite aiguë rhumatismale.

Le traitement consista en deux sangsues de chaque côté du larynx; fumigations émollientes avec guimauve et pavot; lavement purgatif.

Dès le lendemain les symptômes se sont considérablement amendés; la voix encore rauque est perceptible, et les douleurs sont moins intenses.

Guérison complète au bout de douze jours.

OBSERVATION II.

Paresse des cordes vocales chez un rhumatisant. (Observation recueillie à la clinique du Dr Fauvel, par M. A. Archambault, aide de clinique.)

R..., 38 ans, vient pour la troisième fois à la clinique du Dr Fauvel (juillet 1885).

Depuis trois semaines, il souffre de violentes douleurs dans la gorge et les oreilles. Les douleurs sont exaspérées par les mouvements de déglutition qui sont devenus très pénibles. Il éprouve une sensation de constriction au niveau de la gorge, avec sentiment de corps étranger.

Le malade est d'ailleurs très sujet aux maux de gorge, qui se produisent chez lui à la suite du moindre refroidissement. C'est à cette cause qu'est due l'apparition de la laryngite pour laquelle il vient consulter cette fois.

L'auscultation et la percussion des poumons ne donnent que des signes négatifs. Respiration normale.

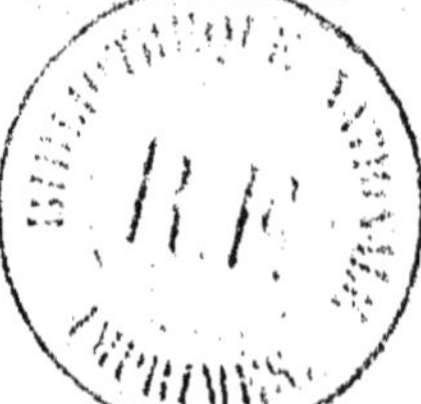

Pas de syphilis ni d'alcoolisme.

Père et mère rhumatisants. Une sœur atteinte de rhumatisme étant jeune.

Le malade a eu dans le temps, il y a quelques années, un rhumatisme articulaire aigu, avec complications du côté du péricarde. On ne retrouve plus de trace aujourd'hui de cette péricardite.

Examen laryngoscopique. — La glotte est légèrement injectée, principalement au niveau de l'espace inter-aryténoïdien.

Les cordes vocales se rapprochent mal.

La corde vocale inférieure gauche forme une concavité dirigée en dedans, de sorte qu'en se rapprochant les cordes laissent entre elles un intervalle très marqué.

La diathèse rhumatismale étant la seule qu'il soit permis de constater chez ce malade, on peut considérer comme rhumatismales les lésions laryngées qu'il présente.

Le plus souvent, ainsi qu'il résulte des trois observations qui précèdent, les fluxions laryngées rhumatismales isolées sont des accidents légers. Assez mobiles, ils cèdent rapidement à un traitement approprié, mais en revanche leur récidive est malheureusement assez fréquente. Nous devons cependant noter que, même dans ces cas en apparence si légers, il peut survenir, surtout chez les jeunes sujets, toute la série des accidents dyspnéiques de la laryngite striduleuse. Nous sommes même assez porté à penser qu'un certain nombre de laryngites striduleuses de l'enfant pourraient être considérées comme étant de nature rhumatismale.

Il paraît certain, en effet, que par le fait seul de la fluxion laryngée et de l'irritation consécutive de la muqueuse vocale, il peut se produire une convulsion réflexe des muscles sous-jacents, d'où une occlusion spasmodique et momentanée de la glotte. Ces accidents apparaîtront de préférence chez les enfants, chez les personnes nerveuses; mais ils peuvent aussi être indépendants de ces prédispositions individuelles, et être dus uniquement à l'intensité du mouvement fluxionnaire, ainsi que nous le verrons dans l'observation IV. Beaucoup plus nombreux sont les faits dans lesquels la fluxion de la muqueuse laryngée survient, soit au début, soit dans le cours même d'une attaque de rhumatisme articulaire aigu.

Le plus souvent, comme dans l'observation qui suit, les accidents laryngés n'ont pas une grande importance; de la toux, de l'extinction de voix, un peu de douleur, un peu de dyspnée, tels sont les seuls symptômes qu'il soit permis d'observer dans ces cas.

Observation IV.

Aphonie. — Accidents rhumatismaux aigus chez un homme de 40 ans. (Obs. du Dr Coupard.)

M. R..., âgé de 40 ans, a déjà eu en 1882 un rhumatisme articulaire aigu.

En avril 1885, après une séance d'armes, il reste pendant un quart d'heure dans un courant d'air à causer avec un ami.

Tout à coup sa voix devient rauque, et il peut à peine se faire entendre.

Le soir, il éprouve quelques frissons, et le lendemain il se réveille avec de la fièvre et des sueurs profuses.

L'articulation du poignet droit est gonflée et présente une rougeur diffuse; le moindre mouvement est extrêmement douloureux, et il est obligé de garder le lit pendant quelques jours (15 jours).

Cet accident guéri, sa voix reste rauque comme elle était; tous les traitements employés n'ont amené aucun amendement.

Examen laryngoscopique. — Cordes rouges, très vascularisées, manque de rapprochement.

L'électricité interne amène la guérison immédiate (quelques séances). La voix devient presque normale et il ne reste qu'une teinte légèrement rosée au niveau des cordes.

Nous pourrions multiplier les observations de ce genre. Il est bien rare qu'une attaque de rhumatisme articulaire aigu très intense ne détermine pas du côté du larynx une légère fluxion. Il est bien plus rare, par contre, que les accidents laryngés du rhumatisme articulaire soient assez intenses pour dominer tous les autres phénomènes, coïncider avec la disparition des douleurs et aller même jusqu'à nécessiter une intervention chirurgicale.

L'observation que nous publions ici et que nous avons recueillie dans le service de notre excellent maître le Dr Raymond constitue, croyons-nous, un fait unique, dont la relation nous a paru intéressante à plus d'un titre.

Observation V (personnelle).

Rhumatisme articulaire aigu. — Endopéricardite. — Laryngite aiguë. — Trachéotomie. — Guérison.

La nommée P... (Anna), âgée de 31 ans, chiffonnière, entre le 25 mars 1886, à l'hôpital Saint-Antoine, dans le service du Dr Raymond, salle Grisolle, lit n° 8.

Antécédents. — Parents rhumatisants. La malade a toujours joui jusqu'à ce jour d'une excellente santé. Elle n'a jamais eu de douleurs; de temps en temps amygdalites légères sans laryngite.

Elle a été exposée pendant tout l'hiver au froid humide.

Le 17 mars. Elle ressent des douleurs assez vives dans le poignet et dans l'épaule du côté droit. Le poignet et la main sont gonflés, très douloureux, la moindre pression est intolérable.

Le 23. Le genou et les pieds sont pris à leur tour. Le lendemain, les douleurs avaient pour siège toutes les articulations des deux côtés du corps; il était impossible à la malade de faire le moindre mouvement.

Le 25. Elle est conduite à l'hôpital sur un brancard.

On constate à son entrée que toutes les grandes articulations et en particulier celles des doigts, du poignet et des genoux sont tuméfiées, très douloureuses. Les mouvements, soit spontanés, soit provoqués, arrachent des plaintes à la malade; elle est dans le décubitus dorsal, évitant tout mouvement qui exaspère ses souffrances. Sueurs abondantes. Langue saburrale, appétit nul, soif vive.

Rien dans la gorge, pas même de rougeur; pas d'enrouement. La pression exercée au niveau du larynx ne détermine aucune douleur. Température 40°.

Cœur. — A la base, léger frottement péricardique. Souffle

au premier temps et à la pointe. Pas de douleur au niveau de la région précordiale. Pouls fréquent sans particularité.

Les urines sont rares, rouges, ne renfermant pas d'albumine. La peau est chaude, couverte de sueur, mais ne présentant pas traces d'éruption récente ou ancienne.

En somme, le diagnostic porté est celui de rhumatisme articulaire aigu, avec endopéricardite.

Traitement. — 8 grammes de salicylate de soude, 4 ventouses scarifiées sur la région précordiale.

Le 26. Les douleurs sont un peu moins vives. La température oscille entre 39° et 38°4. Aucune modification du côté du cœur. Aucune autre complication.

Les jours suivants, jusqu'au 29 mai, les douleurs persistent, un peu atténuées cependant, grâce au salicylate de soude. La température est toujours à 38°4. Le frottement péricardique a plutôt un peu diminué, mais il existe toujours un léger souffle à la pointe et au premier temps.

Le 29. La malade souffre beaucoup moins de ses douleurs articulaires. Elle se plaint de sécheresse à la gorge, avec gêne et douleur de la déglutition. La gorge est rouge et les amygdales sont un peu tuméfiées.

Le soir, la malade accuse une douleur plus vive au niveau de la gorge ; elle est légèrement enrouée et la déglutition est très douloureuse, mais elle ne ressent encore aucune gêne respiratoire.

Le 30. Depuis trois heures du matin, la malade souffre d'une forte gêne respiratoire qui s'est établie et a augmenté progressivement. Au moment de la visite, la dyspnée est extrêmement intense. La malade accuse une sensation de gêne et d'étouffement siégeant au niveau du larynx. La dyspnée est en effet purement laryngée avec tirage sus et sous-sternal très prononcé. Le tirage est continu, sans paroxysmes et il augmente sous nos yeux pendant la durée de la visite, malgré l'application de révulsifs faite depuis plusieurs heures. L'examen de la poitrine pratiqué avec une extrême attention ne permet de trouver qu'une diminution notable du murmure vésiculaire par suite de la difficulté que l'obstruction du larynx offre à l'entrée de l'air; aucun signe de lésion capable d'expliquer la dyspnée.

Les douleurs articulaires ont complètement disparu. La malade, qui la veille pouvait à peine se mouvoir, cherche à sortir de son lit ou à s'arcbouter après les barreaux. A la fin de la visite, le tirage est tellement intense, que M. Florand, interne du service, est forcé de pratiquer la trachéotomie d'urgence sur le lit de la malade, son état ne permettant pas même le transport. L'opération est faite sans difficulté, avec le bistouri et la sonde cannelée. L'incision est pratiquée au niveau du cartilage cricoïde, et à partir du bord inférieur de ce cartilage. La perte de sang est insignifiante. Aussitôt que la canule est introduite dans la trachée, la dyspnée cesse d'une façon complète, et la malade éprouve en somme un soulagement immédiat.

L'intensité et la rapidité des accident n'ont pas permis l'examen laryngoscopique avant l'opération, d'autant que celui-ci, ainsi que nous le verrons dans la suite, est en général très mal toléré par les malades atteints d'accidents de pharyngo-laryngite; nous croyons que dans le cas actuel il eût été complètement impossible.

Le soir, le soulagement persiste, mais la malade est très agitée et très nerveuse. Potion avec 20 gouttes de teinture de belladone.

Le 31. La malade respire librement par sa canule. Elle n'accuse plus aucune douleur articulaire. La gorge est toujours rouge et la déglutition encore un peu douloureuse. Si l'on touche le fond de la gorge, on constate de la tuméfaction, du gonflement et de la douleur au niveau de l'épiglotte et des replis aryténo-épiglottiques. L'examen laryngoscopique qui n'a pu être pratiqué que dans la suite n'a permis de trouver qu'un peu de rougeur de la muqueuse laryngée.

Les 1 et 2 avril. La malade respire toujours bien, mais l'air entrant le plus souvent directement par sa canule, elle présente des symptômes et des signes de bronchite légère avec quelques râles sous-crépitants aux deux bases.

Le 4. Il sort par la canule des crachats épais et abondants, signes de bronchite généralisée, avec congestion pulmonaire à droite. Les douleurs articulaires n'ont pas reparu. Plus de frottement péricardique, souffle léger à la pointe.

Traitement. — 40 ventouses sèches, 1 gramme de sulfate de quinine.

Le 6. Amélioration générale et locale. La canule est enlevée. La malade respire librement.

Le 7. La plaie trachéale est en voie de cicatrisation. La respiration est absolument libre et facile. Les signes de bronchite et de congestion pulmonaire sont à peu près complètement disparus. La malade accuse quelques douleurs dans les genoux.

Le 9. Les douleurs articulaires ont reparu et on est forcé d'avoir recours de nouveau au salicylate. Rien du côté de la gorge. La plaie est presque fermée.

Le 15. La plaie est complètement cicatrisée. La malade parle et respire librement sans gêne ni douleur d'aucune sorte. Les douleurs articulaires ont disparu. En revanche, la malade accuse des douleurs intestinales assez vives, et a un peu de diarrhée.

Le 20. Tout est rentré dans l'ordre. La malade se porte à merveille. Elle n'a plus de douleurs d'aucune sorte. Au niveau de l'incision cutanée, il existe une cicatrice linéaire un peu adhérente aux parties profondes, mais qui n'est pas douloureuse.

Léger souffle au premier temps et à la pointe du cœur.

Il résulte en somme de cette longue observation qu'il peut se développer dans le cours d'une attaque de rhumatisme articulaire aigu des accidents laryngés graves, consistant, selon toute probabilité en une fluxion de la muqueuse du larynx, coïncidant avec la disparition des douleurs et causant une gêne respiratoire assez intense pour nécessiter l'opération de la trachéotomie.

Cette fluxion a été passagère, consécutive à une pharyngo-amygdalite; elle a atteint progressivement son maximum d'intensité, et sa disparition a paru coïncider de nouveau avec une nouvelle poussée de douleurs articulaires.

Nous n'avons trouvé, malgré nos recherches attentives, aucune observation semblable; s'il est facile et intéressant de signaler un fait clinique, il est souvent fort difficile d'en donner une explication bien satisfaisante. Dans le cas particulier notre embarras est assez grand; à quoi attribuer cette dyspnée laryngée devenue progressivement assez intense pour nécessiter une intervention immédiate? Nous trouvions-nous en face d'un spasme glottique d'origine réflexe, ou bien s'agissait-il d'une fluxion, d'un œdème de la glotte d'origine rhumatismale ayant amené un gonflement assez considérable de la muqueuse laryngée pour déterminer la suffocation? Il était assez difficile d'attribuer les accidents laryngés à un simple spasme; celui-ci survient surtout chez les enfants, chez les personnes nerveuses et nous ne nous trouvions pas placé dans aucune de ces deux conditions. Nous verrons dans la seconde partie de ce travail que les arthrites des petites articulations du larynx ne peuvent pas non plus donner lieu à des accidents aussi rapidement graves et qu'elles ont d'autre part une symptomalogie spéciale et différente de celle que nous avons observée. Il nous semble donc rationnel de supposer que la fluxion rhumatismale de la muqueuse laryngée, le gonflemant des replis aryténo-épiglottiques et de l'épiglotte suffisent à expliquer la dyspnée qu'a présentée notre malade. Les paroxysmes de cette dyspnée peuvent être mis sur le compte de l'irritation inflammatoire de la muqueuse ayant déterminé une convulsion réflexe des muscles du larynx, celle-ci produisant à son tour une occlusion spasmodique et momentanée de la glotte. D'ailleurs il existe une affection connue sous le nom de laryngite intense, qui se rencontre en dehors du rhumatisme, surtout dans l'enfance et dans l'adolescence, et qui peut, par suite du simple boursoufflement de la muqueuse, entraîner un rétrécissement assez considérable du larynx, pour donner lieu à une dyspnée continue et progressive en même temps qu'à de véritables spasmes. Seulement la laryngite aiguë intense survenant en dehors de toute espèce de maladie comporte une étiologie un peu spéciale; le développement des accidents qu'elle entraîne est plus lent. Dans le cas de fluxions laryngées d'origine rhumatismale, le développement est plus rapide; mais aussi, les accidents immédiats une fois combattus, la guérison se fait rapidement sans laisser de traces. La laryngite aiguë de l'adulte, au contraire, est généralement le point de départ, soit d'un œdème chronique, soit d'ulcérations, soit d'un abcès (Krishaber et Peter in *Dict. encyclopédique*).

Nous pourrions aussi rechercher pour quelle raison les accidents laryngés, observés chez notre malade, ont été le signal d'une détente du côté des articulations, mais nous craindrions de ne donner de ce fait qu'une explication par trop théorique. On ne peut plus guère avec les théories nouvelles prononcer le mot de métastase, et nous ne possédons pas encore une connaissance assez approfondie de la nature du rhumatisme pour nous permettre de discuter la part qui reviendrait à l'élément parasitaire. Nous nous bornerons à signaler, en terminant, le bénéfice réel que la malade a retiré de l'opération de la trachéotomie sans laquelle elle aurait certainement succombé.

Que les fluxions laryngées constituent le seul phénomène rhumatismal observé, ou bien qu'elles surviennent au début ou dans le cours d'une attaque de rhumatisme articulaire aigu, elles comportent une série de symptômes identiques dans tous les cas, ne différant que par leur intensité et leur durée.

Ainsi que nous l'avons dit dès le début, elles sont souvent précédées ou accompagnées de pharyngite et presque aussi souvent elles constituent le point de départ d'une laryngo-bronchite. Enfin elles passent quelquefois à l'état chronique. Nous passerons successivement en revue les symptômes objectifs et les signes fournis par l'examen laryngoscopique.

Au début, sensations plutôt désagréables et pénibles que reellement douloureuses. Au voisinage de la glotte, en arrière du cartilage thyroïde, de la gêne, de la sécheresse, un picotement ou plutôt un chatouillement qui provoque la toux ; celle-ci est pénible et douloureuse, autant par l'ébranlement qu'elle imprime à l'organe malade que par le frottement violent de la colonne d'air expiré. Quelquefois il existe, au lieu de la gêne et du chatouillement, une sensation d'ardeur et de cuisson que le malade accuse surtout au moment de l'inspiration. L'air inspiré paraît alors très froid, et provoque une toux douloureuse. L'expectoration est très rare et même nulle au debut et dans les premiers jours. Plus tard, quand elle existe, elle peut souvent être mise sur le compte d'une bronchite concomitante. La toux constitue l'un des principaux symptômes et aussi l'un des plus pénibles. Elle est plus fréquente encore quand les parties voisines participent à l'inflammation, ce qui est la règle. Elle peut manquer au contraire si l'inflammation est de moyenne intensité, bornée à l'épiglotte et aux replis aryténo-épiglottiques, ou bien encore aux cordes vocales inférieures. Enfin la toux survient peut-être plus facilement chez les nerveux, et dans ces cas elle peut même devenir un symptôme prédominant, être rauque et quinteuse. La voix est au début rauque, enrouée. Plus tard elle est voilée. Elle est altérée dans sa tonalité. Elle devient plus grave. Le malade donne plus aisément les notes basses. Enfin la voix peut s'éteindre complètement.

La douleur est ordinairement peu marquée dans les cas de fluxion de la muqueuse. Nous verrons qu'il est loin d'en être de même dans les localisations du rhumatisme sur les articulations du larynx. La déglutition est au contraire ordinairement douloureuse, surtout quand il existe, et c'est le cas le plus fréquent, de l'inflammation de l'épiglotte. La pression exercée sur le larynx ne provoque le plus souvent qu'une douleur insignifiante.

En général, il n'existe qu'une gêne peu accentuée de la respiration. Cette gêne est, bien entendu, plus prononcée chez les enfants. Nous savons que même chez les adultes elle peut acquérir une importance primordiale, et d'une façon progressive mais extrêmement rapide. Elle devient alors le symptôme le plus grave et le seul réellement grave, puisqu'il peut entraîner des accidents mortels. Il convient donc de savoir que la dyspnée peut exister dans la fluxion laryngée rhumatismale, qu'elle paraît coïncider avec une disparition assez brusque des manifestations articulaires, qu'elle peut constituer un danger pour le malade et nécessiter une intervention rapide.

Examen laryngoscopique. — L'examen laryngoscopique, quand il est pratiqué, permet de constater de la rougeur et du gonflement de la membrane muqueuse du larynx. Le boursouflement de la muqueuse peut être très peu accusé — il peut même manquer complètement ou manquer sur une partie de l'organe, principalement sur les cordes vocales inférieures, tandis qu'il est généralement très marqué sur les cordes vocales supérieures. La rougeur et le gonflement, quand ils existent, se remarquent surtout sur les parties doublées de tissu cellulaire lâche. La teinte de la muqueuse est ordinairement un peu plus foncée qu'à l'état normal. Nous ne pensons pas que l'on ait rencontré dans ces cas les petites extravasations sanguines signalées dans les laryngites aiguës indépendantes du rhumatisme. Très fréquemment il existe de la rougeur et un peu de tuméfaction de la face antéro-supérieure de l'épiglotte et des replis aryténo-épiglottiques. Comme dans ces cas on rencontre le plus souvent de la pharyngo-amygdalite, l'examen laryngoscopique est très douloureux et par conséquent fort difficile.

Les symptômes généraux qui accompagnent la fluxion laryngée peuvent être attribués à l'affection rhumatismale qui en est la cause première. Quant à la laryngite, qui est une manifestation isolée de la diathèse, elle s'accompagne souvent aussi bien que l'angine de même nature, de courbature, d'inappétence, d'un malaise général et d'un appareil fébrile plus considérable que ne le comporte une laryngite aiguë catarrhale simple.

Il est bien entendu que, si la manifestation acquiert la gravité qu'elle a atteint dans le cas observé par nous, elle comporte une symptomatologie spéciale et des plus graves. La voix s'éteint rapidement, la respiration est sifflante et de plus en plus forcée. Si la dyspnée continue, la face s'altère, tous les symptômes d'asphyxie apparaissent et l'état devient inquiétant.

Dans la plupart des cas, sans aucun traitement spécial, les symptômes s'atténuent assez rapidement, les troubles vocaux seuls persistent quelquefois assez longtemps et rendent impossibles le chant, la diction accentuée, dramatique ou oratoire. La durée de l'affection est excessivement variable. Dans les cas les plus intenses nous avons vu que les symptômes mêmes les plus graves peuvent disparaître assez rapidement; et cette disparition coïncider alors avec un retour des douleurs articulaires. Dans tous les cas la fluxion rhumatismale du larynx est peut-être, plus que toute autre affection aiguë du larynx, disposée à récidive. Il convient donc de les traiter pour en prévenir les récidives et les prolongations. Il convient aussi de signaler aux gens qui peuvent en être atteints que c'est par-dessus tout le froid humide qui joue un rôle dans leur développement, de même que dans celui de toutes les localisations du rhumatisme.

En somme les accidents dont nous venons de faire brièvement l'étude ne diffèrent que peu ou point des manifestations laryngées de causes banales. Nous avons cherché à faire ressortir les quelques particularités qu'ils présentent et nous avons eu surtout en vue d'attirer l'attention sur leur fréquence, leur mode d'apparition et l'importance qu'ils peuvent acquérir dans certaines circonstances assez difficiles, pour ne pas dire impossibles à prévoir et à expliquer.

Nous ne nous sommes occupé dans le chapitre précédent que des manifestations d'ordre purement fluxionnaire se traduisant par un état spécial de la muqueuse et déterminant le plus souvent un ensemble de symptômes particuliers.

Comme l'a dit avec raison le professeur Chauffard : « Les articulations constituent le grand côté des affections rhumatismales. » Le larynx ne saurait faire exception et nous y trouvons tout un appareil articulaire pouvant prendre part à l'état général et subir le même sort que les autres articulations.

Cependant malgré nos nombreuses recherches, nous n'avons vu aucun auteur faire mention du rhumatisme dans les articulations laryngiennes.

« Tout, au contraire, doit faire admettre une arthrite rhumatismale », dit Desbrousses dans sa thèse inaugurale (thèse de Strasbourg 1861). Nous nous rangeons à sa façon de voir à ce sujet, et nous pensons avec lui que souvent l'affection laryngée aura été méconnue ou qu'on se sera trompé sur sa nature. Il nous semble plus rationnel de ne pas conclure de cette pénurie d'observations à la rareté du fait clinique ; nous serions plus disposé à croire que si les cas signalés ne sont pas plus nombreux, cela tient uniquement à la difficulté dans laquelle on se trouve d'établir un diagnostic précis. On admettra bien que l'arthrite des articulations du larynx comme celle de toute articulation s'accompagne de gonflement plus ou moins considérable. Ce gonflement péri-articulaire pourra rester dans quelques cas limité à l'article malade et être très peu étendu; mais si l'on se rappelle la laxité des tissus sous-muqueux du larynx et la facilité avec laquelle ils se laissent envahir, on se fera une idée de l'aisance avec laquelle ce gonflement pourra s'étendre et même, dans quelques cas, se généraliser au point de simuler un œdème de la glotte et masquer le véritable caractère de l'affection.

La seule observation probante d'arthrite rhumatismale que nous ayons rencontrée est celle que cite Emery Desbrousses dans sa thèse inaugurale et qui a été recueillie par l'auteur dans le service du professeur Schützenberger.

Observation V.

Rhumatisme articulaire aigu fébrile avec localisation laryngée, péricardite et pneumonie. Mort. (Observation in thèse de Émery Desbrousses, Strasbourg, 1861.)

Joséphine Rothan, 24 ans, constitution forte, d'un tempérament lymphatico-sanguin, pas de maladies antérieures, menstruation régulière, entrée à l'hôpital le 5 janvier 1860.

Toujours souffrante depuis l'automne dernier, elle a ressenti des douleurs sourdes et des fatigues dans les extrémités inférieures. Il y a huit jours seulement, les souffrances augmentant, elle a été obligée de s'aliter. A cette époque, les deux genoux sont gonflés et sont devenus très douloureux. Le lendemain, les mêmes symptômes persistant dans les genoux, la malade a vu les articulations tibio-tarsiennes devenir douloureuses et se gonfler et puis successivement, dans l'espace de deux jours, les douleurs ont gagné les articulations des poignets en même temps qu'une aphonie s'est produite.

Vers le quatrième jour, la malade a été prise d'une dyspnée très forte qui semblait la menacer d'asphyxie, et en même temps elle a senti une douleur très vive à la région précordiale. Une saignée copieuse dissipa un instant ces symptômes, cependant la dyspnée persista, en même temps qu'une petite toux rare avec expectoration muqueuse. Depuis huit jours, urines rares, plus de sommeil, rien du côté de l'encéphale.

Le 6 janvier, à la visite, nous trouvons la malade dans l'état suivant : décubitus dorsal, facies coloré, expression douloureuse. Les deux articulations tibio-tarsiennes sont prises ainsi que les deux genoux. Les deux poignets sont également pris ; le coude gauche et l'articulation temporo-maxillaire du même côté sont atteints.

L'aphonie, qui persiste encore aujourd'hui, doit être regardée comme d'origine rhumatismale, car on ne découvre dans l'arrière-bouche et dans le larynx aucune lésion qui puisse l'expliquer.

Rien au cœur, ou presque rien, léger frottement.

Aux deux bases du poumon, en arrière, on a quelques râles sous-crépitants.

7 janvier. Douleurs articulaires un peu diminuées. Douleur très vive au niveau du larynx.

Du côté du cœur, bruit de frottement.

Les râles persistent au niveau du poumon droit, mais ont disparu à gauche.

9 janvier. Fièvre moins forte. Sommeil impossible à cause de la douleur laryngée. Pas de salivation ni de trace de stomatite (traitement calomel).

Les articulations des poignets sont plus tuméfiées et plus

douloureuses ; celles des membres inférieurs sont presque revenues à leur état normal.

Même état des poumons.

Cœur. Frottement plus accentué encore. Pouls à 120.

11 janvier. Malade assise sur son lit.

Articulations beaucoup plus libres. La fièvre a notablement diminué. Pouls, 84.

Douleur de la gorge moindre, mais aphonie persiste.

Même état du poumon.

Cœur. Frottement si intense qu'il masque les bruits normaux.

12 janvier. Dans la soirée du 11, la malade a été prise d'accidents de suffocation avec fièvre et augmentation de chaleur. Le matin, à la visite : décubitus dorsal, facies très coloré, mais exprimant une grande souffrance.

Respiration fréquente, pénible et faisant entendre une espèce de sifflement à l'expiration. L'inspiration est libre et écarte l'idée d'une obstruction du larynx. La malade se plaint beaucoup de la gorge, la douleur l'empêche de tousser et d'expectorer.

Pouls, 100 pulsations, très vif et très fort. Mêmes phénomènes du côté de la poitrine. Les articulations paraissent plus libres. Six sangsues à la région laryngienne.

13 janvier. Les phénomènes de suffocation sont revenus hier au soir en même temps que les douleurs dans la région laryngée ont continué.

Nuit mauvaise, aphonie moins complète.

Ce matin, respiration plus libre. Pouls plus faible à 92 pulsations.

Mêmes phénomènes du côté du cœur. Du côté du poumon, en arrière et à gauche, on perçoit de nombreux râles sous-crépitants qui font croire à un engorgement pulmonaire. Légère infiltration des mains due à la gêne circulatoire probablement.

Vésicatoire à la région laryngienne.

14 janvier. Respiration beaucoup plus libre. Mêmes phénomènes cardiaques.

Dans la poitrine, en arrière et à gauche, on entend beaucoup de râles humides qui couvrent même le bruit respiratoire. A droite, ces râles sont beaucoup plus rares et plus fins. Articulations plus libres. Pouls à 96 pulsations.

16 janvier. La malade a encore eu hier matin des accidents de suffocation. La fièvre était intense. On a pu craindre un instant une asphxie imminente.

L'état menaçant de suffocation s'est maintenu toute la journée avec une forte douleur dans la région du larynx, et une fièvre intense. Le soir, les symptômes parurent s'amender un peu; la nuit fut assez bonne bien que sans sommeil.

Ce matin, à la visite, nous trouvons la malade assez calme et la respiration plus libre.

Aphonie persiste, mais est peut-être un peu moins intense. Pas de tuméfaction des gencives ni de manifestations pharyngées.

Le cœur présente un bruit de cuir neuf très intense au 2e temps. Même état des poumons. Douleurs articulaires disparues. Pouls à 68 pulsations.

Nouveau vésicatoire à la région laryngienne.

17 janvier. Hier, vers quatre heures de l'après-midi, il y a eu un nouvel accès de suffocation produit par l'accumulation de crachats dans la trachée; l'expulsion de ces crachats, qui eut lieu dix minutes après, soulagea la malade, mais il survint une fièvre intense et un délire qui dura jusqu'à 7 heures du matin.

A la visite, la respiration est libre; la malade ne se plaint d'aucune douleur.

Pouls à 68 pulsations. Température 40°.

19 janvier. Il y a encore un peu de délire.

Pouls à 60 pulsations, très irrégulier. Aphonie un peu moins considérable.

Bruit de cuir neuf très accentué. Vésicatoire sur la région laryngée.

20 janvier. Même état. Bruits anormaux cardiaques ont presque complètement disparu.

Pouls à 52 pulsations, très irrégulier.

21 janvier. Stomatite. Fétidité de l'haleine ; accidents dus au calomel et aux frictions mensuelles qui ont formé la base du traitement. Pouls à 55 pulsations, très irrégulier.

23 janvier. Salivation très abondante avec boursouflement des gencives. Plus de délire. Pouls dicrote à 82 pulsations.

L'aphonie est en partie disparue. Respiration libre.

24 janvier. Il y eut hier soir un nouvel accès de suffocation, cependant il n'y a plus de douleur dans le larynx et l'expectoration est libre. Pouls petit, irrégulier, quelquefois dédoublé, 92 pulsations. Nouvelles douleurs dans les poignets.

25 janvier. L'accès de suffocation est revenu très intense ce matin. L'impulsion cardiaque est faible. Pouls petit, filiforme, 128 pulsations. Pneumonie gauche de tout le poumon.

A 5 heures, mort sans douleurs, sans agonie, probablement par asphyxie lente.

Autopsie. Toutes articulations autrefois malades ne présentent rien.

Péricarde recouvert d'exsudat plastique sur ses deux feuillets. Début de dégénérescence graisseuse du muscle cardiaque, lésions mitrales (endocardite) et lésions aortiques. Tout le poumon gauche présente les lésions de la pneumonie au second degré.

Dans le larynx, on trouve des deux côtés les cartilages aryténoïdes mis à nu, sans qu'il y ait nécrose ; dans l'articulation du cartilage gauche, on trouve un liquide séreux rougeâtre qui prouve l'existence d'une arthrite laryngienne rhumatismale.

L'observation qui suit et qui a été rapportée par M. Libermann a trait également à une arthrite aiguë des articulations du larynx, mais nous ne la transcrivons ici que pour la rapprocher de la précédente. D'après l'auteur, en effet, il s'agissait probablement d'une manifestation blennorrhagique, et de semblables accidents nous entraîneraient loin du but que nous nous sommes proposé. Cependant nous croyons que, au moins dans un certain nombre de cas de rhumathisme blennorrhagique occupant plusieurs articulations, il s'agit non pas d'arthrite infectieuse et de nature spéciale, mais bien de véritables douleurs rhumatismales, coïncidant avec la blennorrhagie, et ce qui semble le prouver c'est l'action exercée par le salicylate de soude dans certains de ces cas, alors que dans le cas d'arthrite blennorrhagique bien définie cette action sur l'élément douloureux est nulle ou insignifiante.

Nous sommes d'ailleurs heureux de rappeler à ce propos l'opinion de notre premier maître le professeur Gosselin qui dans une clinique sur le rhumatisme blennorrhagique s'exprimait de la façon suivante: « Il est incontestable que l'on voit survenir chez des individus atteints de blennorrhagie des rhumatismes articulaires aigus sans qu'on sache si la blennorrhagie a exercé sur eux la moindre influence et qui se comportent comme le rhumatisme articulaire aigu ordinaire. C'est une maladie qui se traite comme lui, peut se terminer par la résolution parfaite, c'est-à-dire par le retour à l'état anatomique et physiologique normal des parties qu'elle a affectées. (*Gaz des Hôp.* 1877, p. 857.)

Il est encore permis de croire que chez certains rhumatisants la blennorrhagie n'agit qu'en réveillant pour ainsi dire la diathèse et provoquant une nouvelle poussée.

Note sur un cas d'arthrite blennorrhagique probable du larynx (par le Dr Libermann in Société Médicale des Hôpitaux, année 1873, page 388.

X... (Pierre) âgé de 26 ans, soldat au 39e de ligne, d'une constitution moyenne, d'un tempérament mixte, n'a jamais eu que quelques maladies insignifiantes. Il a été atteint dans son enfance d'angine simple ; dans le courant de l'année 1872 de quelques douleurs rhumatismales.

Le 28 avril 1873 il contracte une blennorrhagie caractérisée par un écoulement muco-purulent peu abondant et quelques douleurs en urinant.

Le 15 mai, suppression brusque de l'écoulement ; immédiatement après, douleurs dans les articulations scapulo-humérales et genoux, sans gonflement articulaire ; au bout de trois ou quatre jours, douleurs vives dans la région laryngienne accompagnée d'aphonie complète, pour laquelle le malade entre dans notre service, salle 16, lit n° 14.

Au moment de notre visite du matin le 21 mai, nous le trouvons sans fièvre, les douleurs articulaires ont cessé depuis l'apparition de l'aphonie ; il accuse seulement une douleur très vive dans la région laryngienne gauche ; à la pression de la moitié gauche du cartilage thyroïde, augmentation de la douleur ; la voix est enrouée, presque aphone. A l'examen laryngoscopique, que je pratique immédiatement, je constate une tuméfaction notable du cartilage aryténoïde gauche, surtout à sa partie articulaire, qui présente un renflement globuleux très considérable, sur lequel, en promenant une sonde laryngienne, on perçoit une sensation assez nette de fluctuation. La muqueuse qui recouvre l'aryténoïde est rouge, mais la rougeur ne dépasse pas le cartilage, les parties voisines sont parfaitement saines. La corde vocale gauche est plus étroite que sa congenère et ne se rapproche pas de la ligne médiane. Quand le malade prononce la voyelle *é* elle reste immobile.

L'examen le plus attentif de la poitrine ne révèle aucune lésion pulmonaire ; je dois dire cependant que le malade a des antécédents fâcheux, sous ce rapport, dans sa famille. Son père tousse depuis de longues années ; son frère plus âgé que lui est également atteint de bronchite chronique dont il ne peut spécifier la nature. Il n'a jamais eu d'affection syphilitique.

En présence de ces lésions, et à cause de l'ordre de succession des symptômes, je crois pouvoir diagnostiquer une arthrite blennorrhagique de l'articulation ary-cricoïdienne. Je soumets le malade à des applications de vesicatoires sur la région laryngienne et à des badigeonnages quotidiens de teintures d'opium et d'iode à parties égales, portés, sur l'articulation à l'aide de porte-éponge laryngien. Au bout de quelques jours, sous l'influence de mon traitement, les douleurs laryngiennes cèdent ; la voix revient peu à peu et le malade sort guéri le 30 juin.

L'examen laryngoscopique pratiqué à ce moment donne le résultat suivant : le cartilage aryténoïde et l'articulation crico-aryténoïdienne gauche sont parfaitement revenus à l'état normal, mais la corde vocale gauche n'a pas repris complètement son volume (atrophie légère de la corde) et ne se rapproche pas tout à fait de sa congénère ; la voix cependant présente à peu près son timbre habituel.

Dans les deux observations que nous venons de rapporter on a pu vérifier l'origine articulaire des accidents laryngés; la première fois par la nécropsie du malade; la seconde fois par un examen laryngoscopique. Il s'agissait dans ces deux cas d'accidents laryngés assez intenses pour ne pas être méconnus. Souvent l'examen laryngoscopique sera loin d'être aussi net que dans le cas rapporté par M. Libermann ; on sera alors forcé de baser son diagnostic sur la plus ou moins grande intensité de douleur à la pression laryngienne. Cette douleur à laquelle l'auteur attache une grande importance et qui est presque nulle dans le cas de fluxion laryngée simple, peu considérable dans le cas de rhumatisme musculaire du larynx, serait très intense au contraire dans le cas de rhumatisme articulaire de cet organe. En dehors de la douleur au toucher qui constitue le signe fonctionnel le plus important, les malades atteints d'arthrites du larynx présentent de l'enrouement de la voix, quelquefois de l'aphonie. La déglutition est pénible. Tous les mouvements spontanés ou provoqués du larynx sont douloureux. La respiration est plus ou moins gênée. Elle peut l'être au point de nécessiter une intervention chirurgicale.

La marche de ces accidents parait assez lente. Ils sont sujets à récidive, mais cèdent généralement assez rapidement à un traitement approprié.

L'examen laryngoscopique qui seul permet d'établir un diagnostic précis montre de la tuméfaction au niveau de la portion articulaire des cartilages atteints. Dans le cas de M. Libermann on a pu même percevoir avec une sonde laryngienne une fluctuation assez nette au niveau de l'articulation crico-aryténoïdienne. La muqueuse qui recouvre le cartilage est rouge, mais cette rougeur ne dépasse pas les parties malades et les parties voisines sont parfaitement saines. Les articulations crico-aryténoïdiennes paraissent les seules atteintes dans la plupart des cas.

LOCALISATION DU RHUMATISME SUR LES MUSCLES ET SUR LES NERFS DU LARYNX.

Si nous avons été, dans le chapitre précédent, sobre de détails sur les arthrites rhumatismales du larynx, nous avons pu cependant présenter deux observations assez précises qui nous ont permis d'établir une symptomatologie. Il est certain que lorsque dans le cours du rhumatisme on trouvera de la douleur au niveau du larynx, douleur peu vive, peu exaspérée par la pression et ne pouvant être mise ni sur le compte d'une fluxion de la muqueuse, ni sur le compte d'une arthrite, on pourra songer au rhumatisme musculaire isolé.

Le Dr Libermann considère la douleur à la pression comme un élément de diagnostic important et propre à distinguer le rhumatisme articulaire du larynx du rhumatisme musculaire, la douleur étant, comme nous le disions, beaucoup moins aiguë dans ce dernier cas et n'étant que peu augmentée par la pression des parois laryngiennes.

Le plus souvent, quand il survient des accidents laryngés intenses dans le cours du rhumatisme articulaire aigu toutes les parties constituant cet organe : muqueuse, muscles et cartilages, doivent présenter leur part d'altération là comme dans tout autre organe. Pour ce qui est du rhumatisme musculaire isolé il est réellement bien difficile de pouvoir en faire une étude séparée. On sait d'ailleurs à peine, d'une façon générale, ce qu'est le rhumatisme musculaire, et celui du larynx n'est certainement pas fait pour éclaircir la question.

Il n'est pas moins difficile de traiter de la localisation du rhumatisme sur les nerfs du larynx. Faut-il mettre sur le compte de cette affection les névralgies du larynx consistant en douleurs plus ou moins intenses au niveau de cet organe, douleurs continues, de plus ou moins grande durée, survenant chez des rhumatisants et ne présentant à l'examen le plus minutieux aucune lésion ? Rien ne peut nous permettre d'affirmer l'origine rhumatismale de ces douleurs et nous nous bornons encore une fois à signaler les faits sans les commenter.

On pourrait dans cette voie aller plus loin encore et se demander si l'asynergie vocale, ce trouble de fonctions résultant du défaut de contraction coordonnée et suffisante des muscles phonateurs du larynx ne peut pas, dans un certain nombre de cas, être rapporté au rhumatisme. Nous laisserons à des gens plus autorisés le soin de résoudre ce point délicat.

Nous ne saurions trop le répéter, si, dans ce modeste travail, nous n'avons pas voulu passer sous silence d'une façon complète des accidents laryngés qui touchent de près ou de loin à la diathèse rhumatismale, nous n'avons pas non plus la prétention d'avoir donné de tous les faits une explication absolument satisfaisante.

Pour terminer notre travail, nous nous arrêterons aux conclusions suivantes :

1° Les accidents laryngés aigus du rhumatisme sont plus fréquents que beaucoup d'auteurs ne l'avaient cru ;

2° Ces accidents peuvent affecter séparément les diverses parties (muqueuse, articulations, muscles, nerfs) qui constituent le larynx ;

3° Les fluxions de la muqueuse sont de toutes les localisations les plus fréquentes et aussi les mieux déterminées ;

4° Elles peuvent donner lieu à des accidents de suffocation assez graves pour nécessiter une intervention chirurgicale;

5° Les autres localisations sont encore bien trop rares et trop peu connues pour que l'on puisse en faire une étude complète et séparée.

TRAITEMENT.

On devra, songer à prévenir, chez les individus prédisposés, toute affection laryngée rhumatismale. Nous avons vu dans le cours de ce travail combien les récidives étaient fréquentes ; il faudra donc tout d'abord recommander aux individus ayant été l'objet d'accidents laryngés rhumatismaux, de prendre les plus grandes précautions.

On pourra chercher à faire disparaître la susceptibilité spéciale du larynx aux refroidissements, par des fomentations d'eau froide sur le cou ou même sur tout le corps. On conseillera aux malades d'éviter avec soin toute cause de refroidissement, et de se garantir par tous les moyens possibles contre l'humidité.

Au début de la manifestation laryngée, le repos absolu, une forte sudation suffiront pour faire disparaître, ou tout au moins arrêter les accidents ; on pourra en même temps prescrire les infusions aromatiques, les gargarismes émollients et principalement les aspirations de vapeur d'eau aromatisées. Les pulvérisations chaudes sur la région antérieure du cou ont été également conseillées.

Si les accidents prenaient une intensité plus considérable, il faudrait avoir recours à une médication énergique.

Dans ces cas les fomentations chaudes fréquentes et les badigeonnages répétés de teinture d'iode pourront donner de bons résultats. Si ces moyens restent sans effet, il faudra alors comme nous en avons relevé des exemples dans les observations citées, appliquer de petits vésicatoires, à plusieurs reprises s'il est besoin, sur la région antérieure du cou au niveau du larynx. Les sangsues ont, à juste raison, été préconisées et nous voyons dans une de nos observations de fluxion laryngée, leur emploi amener un soulagement et un amendement très marqués des accidents.

Si les douleurs éprouvées par le malade prennent une acuité considérable, on pourra avoir recours, mais avec la plus grande circonspection, à des applications directes de chlorydrate de cocaïne pratiquées à l'aide d'un porte-éponge. Il est à signaler que la glycérine iodée appliquée à l'intérieur du lalynx sur les points malades peut amener une amérioration sensible.

Le salicylate de soude administré à l'intérieur serait dans les manifestations laryngées un médicament moins fidèle que dans les autres. Si dans quelques cas il produit d'heureux résultats il est en revanche souvent inefficace. On devra le prescrire, néanmoins, sans en attendre, d'une façon aussi absolue que d'habitude, les heureux résultats.

Enfin lorsque les accidents prennent une intensité telle que la suffocation est imminente, comme dans le cas qui a été l'objet de notre travail, on ne devra pas hésiter à pratiquer la trachéotomie, seul moyen alors susceptible d'arracher le malade à une asphyxie certaine.

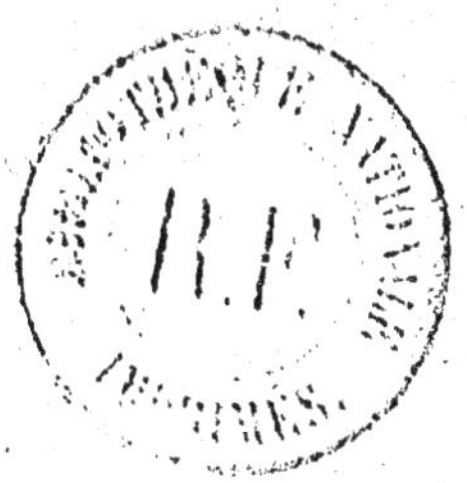

Paris. — Typ. A. PARENT, imp. de la Fac. de médec., A. DAVY, Sr, 52, rue Madame et rue Corneille, 3.

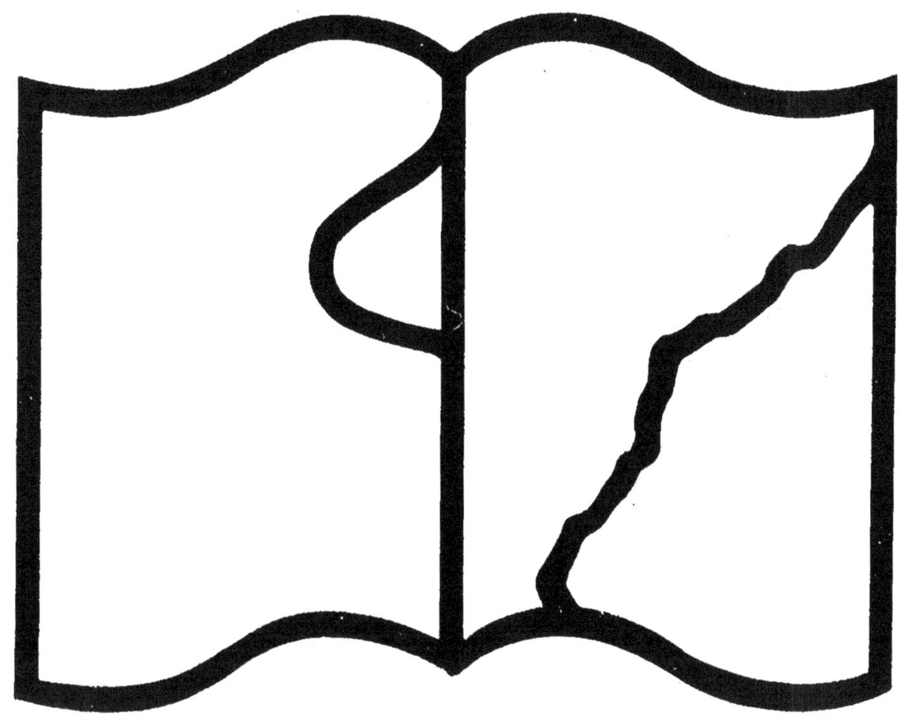

Texte détérioré — reliure défectueuse

NF Z 43-120-11

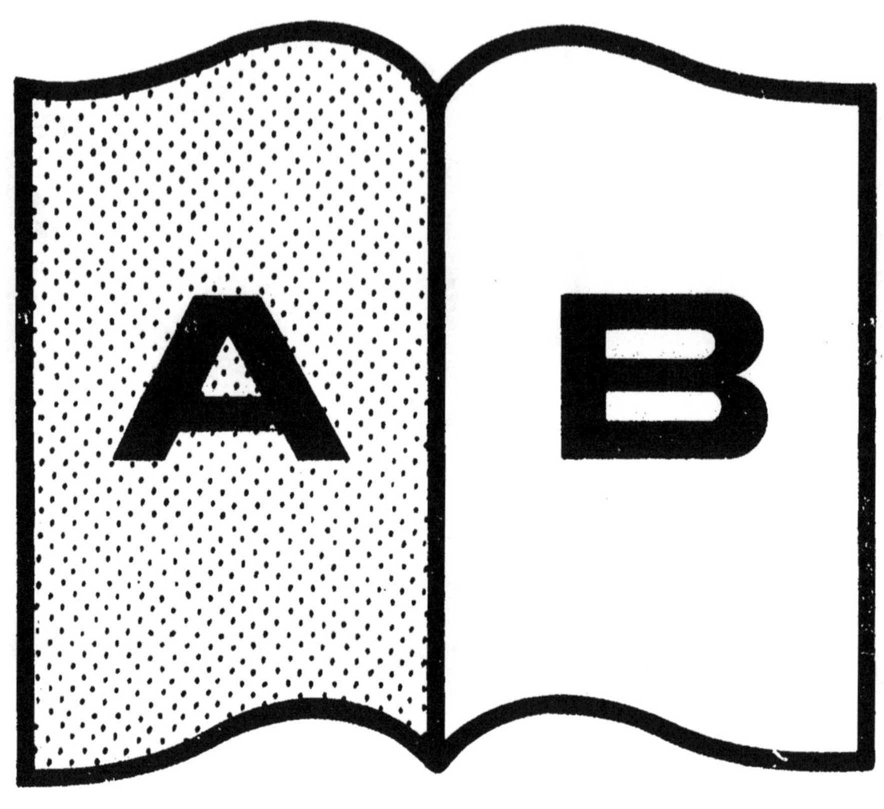

Contraste insuffisant

NF Z 43-120-14

www.ingramcontent.com/pod-product-compliance
Ingram Content Group UK Ltd.
Pitfield, Milton Keynes, MK11 3LW, UK
UKHW020351250726
13967UKWH00005B/2230